Wege der Volkswohlfahrt
Kleine Schriften zur Volks-Wohlfahrtspflege
Herausgegeben im Preußischen Ministerium für Volkswohlfahrt
Viertes Heft

Krankheit und Volkswohlfahrt

Von

Professor Dr. med. Adolf Gottstein
Direktor der Abteilung für Volksgesundheit
im Preußischen Ministerium für Volkswohlfahrt

Berlin und Leipzig 1920
Vereinigung wissenschaftlicher Verleger
Walter de Gruyter & Co.
vormals G. J. Göschen'sche Verlagshandlung — J. Guttentag, Verlagsbuchhandlg. — Georg Reimer — Karl J. Trübner — Veit & Comp.

Krankheit und Volkswohlfahrt

Von

Professor Dr. med. Adolf Gottstein
Direktor der Abteilung für Volksgesundheit
im Preußischen Ministerium für Volkswohlfahrt

Berlin und Leipzig 1920
Vereinigung wissenschaftlicher Verleger
Walter de Gruyter & Co.
vorm. G. J. Göschen'sche Verlagshandlung — J. Guttentag, Verlagsbuchhandlung — Georg Reimer — Karl J. Trübner — Veit & Comp.

Druck von C. Schulze & Co., G. m. b. H., Gräfenhainichen.

1.

Wer die Geschichte der Medizin bis in die älteste Vergangenheit zurückverfolgt, findet immer wieder, daß richtige Beobachtungen für alle Zeiten bleibenden Wert behielten, während ihre Deutung dem steten Wandel unterlag. Er sieht weiter, daß die führenden Persönlichkeiten eines jeden Zeitabschnittes es stets für ihre Aufgabe hielten, den Stand der Kenntnisse ihrer Zeit in einem System zusammenzufassen, dem ein bestimmter charakteristischer Gedanke zu Grunde lag. Natürlich war für ein solches System nicht nur der Stand des jeweiligen Wissens auf dem Gebiete der Heilkunde maßgebend, sondern die gesamte Weltanschauung, welche, indem sie alle Gebiete von Wissenschaft und Kunst beeinflußte, auch das der Heilkunde nicht unberührt lassen konnte. Deshalb sind gerade die verschiedenen Krankheitssysteme bezeichnend für die unterschiedlichen Auffassungen der einander folgenden Zeitabschnitte.

Das Studium der Geschichte lehrt Bescheidenheit. Zahlreiche Beobachtungen und Tatsachen, die wir heute für neu halten, gehörten schon zum festen Besitz der Vergangenheit. So sollten die Lehren von Hippokrates, der 450 v. Ch. geboren wurde, von jedem neuen Ärztegeschlecht aufgenommen werden. Der Anfang eines seiner Werke lautet: „Das Leben ist kurz, die Kunst ist lang, der rechte Augenblick ist rasch enteilt, die Erfahrung ist trügerisch und die Beurteilung ist schwierig. Nicht nur der Arzt, auch der Kranke und seine Umgebung müssen ihre Pflicht tun und die äußeren Umstände müssen günstige sein." Wenn ferner heute von den Vertretern der Laienmedizin den Ärzten zu Unrecht der Vorwurf gemacht wird, daß sie die natürlichen Heilfaktoren außer acht ließen, so ist auch hier lehrreich, an frühere Zeiten zu erinnern. Asklepiades, der 100 Jahre v. Ch. für den bedeutendsten römischen Arzt galt, hatte fünf Heilverfahren, nämlich: Entziehung von Speise und Trank besonders von Wein (Diät), Reibungen des Körpers (Massage), aktive und passive Bewegungen (Gymnastik), Anwendung des kalten Wassers, besonders in Form der Regenbäder, und Blutentziehungen. Seine Grundsätze fanden die volle Anerkennung seiner Zeitgenossen; sein System von der Krankheitsentstehung aber, aufgebaut auf einer phantastischen Lehre von der Stockung der Atome in den zu klein gewordenen Poren, hat ihn nicht lange überdauert. Bezeichnend für alle Zeiten ist auch eine Tatsache aus dem Leben von Ambroise Paré, dem hervorragendsten Chirurgen des 16. Jahrhunderts, auf dessen Lehrstuhl als Wahlspruch stand: „Ich verband ihn, und Gott heilte ihn." Damals galt die Ansicht, daß alle Schußwunden vergiftet wären und nur durch Ausgießen mit siedendem Öl zur Heilung gebracht werden konnten. Nach einem Treffen ging ihm beim Verbinden der vielen Schußwunden das Öl aus, und er mußte sich auf einfache Verbände beschränken. Die Furcht um das Schicksal seiner Verwundeten raubte ihm die Nachtruhe; er suchte sie vor Tage wieder auf und fand sie gegen sein Erwarten schmerzfrei, ohne Entzündung und Schwellung, dagegen die mit heißem Öl Behandelten fiebernd, voller Beschwerden und mit gereizten Wunden. Dieser Zufall veranlaßte ihn zu einer Umgestaltung der Behandlung von Kriegsverwundungen, die unter seinen vielen Leistungen als sein größtes Verdienst gilt.

So ließen sich aus der Geschichte der Medizin noch viele Beispiele für den Wert vorurteilsloser, tatsächlicher Beobachtungen, aber noch viel zahlreichere für die Hinfälligkeit rein theoretischer Lehrmeinungen beibringen. Und gerade darin liegt die Bedeutung des Aufschwungs auch der theoretischen Medizin der letzten 100 Jahre, daß sie mit dem Wust von vorgefaßten Meinungen aufräumte und dazu überging, sich entschieden auf den Boden naturwissenschaftlicher Forschungsmethoden zu stellen, daß sie es ablehnt, wie in früheren Zeiten die Tatsachen an philosophische Lehrsätze anzupassen, daß sie vielmehr nur aus Beobachtungen und Versuchen Schlüsse und Folgerungen zuließ. Es ist nicht zu bezweifeln, daß spätere, vorgeschrittenere Ärztegeschlechter an dem, was uns heute als sicherer Wissensbesitz gilt, rütteln und vieles verwerfen werden. Aber auch entferntere Zeiten werden dem jüngsten Abschnitt der Medizin darin gerecht werden müssen, daß die Anwendung naturwissenschaftlicher Methodik und Technik nicht nur das Verständnis für die Erkennung der Krankheitsvorgänge erweitert hat, sondern vor allem auch den

Erkrankten zugute gekommen ist. Es seien hier nur die Methoden der Schmerzstillung bei Operationen, die Fortschritte der Wundbehandlung, die jetzt der Chirurgie auch die inneren Organe der großen Körperhöhlen zugänglich machen, die Entdeckungen über die Entstehung der ansteckenden Krankheiten durch besondere kleine Lebewesen, das Röntgenverfahren und die Behandlung der verschiedensten Leiden durch natürliche und künstliche Lichtstrahlen aus Radium und der Röntgenröhre genannt; dann die auf der Chemie und Physik ausgebauten Methoden der Frühdiagnose und schließlich die Anwendung der Technik auf Krankenhausbau und Krankenversorgung. Wenn in den letzten drei Jahrzehnten bis zu der Zeit vor dem Ausbruch des Krieges die Sterblichkeit für die Mehrzahl der gefährlichsten Krankheiten so bedeutend und so beständig absank, wie nie zuvor in früheren Zeitabschnitten, so haben sicher daran einige Vorgänge ihren Anteil, die außerhalb der reinen Medizin liegen, wie die Hebung der Bildung und des allgemeinen Wohlstandes, die Fortschritte der öffentlichen und privaten Gesundheitspflege und die soziale Versicherung. In hohem Maße beteiligt aber sind daran auch die Fortschritte der wissenschaftlichen Heilkunde.

Tatsachen auf Grund von Beobachtungen sind also das Bleibende, Theorien und Systeme das Vergängliche und Wandelbare. Trotzdem ist die Zusammenfassung der Tatsachen unter einheitlichen gedanklichen Gesichtspunkten als ein Hilfsmittel für das richtige Verständnis der sonst zusammenhanglosen Beobachtungen garnicht zu entbehren. Es bleibt die Aufgabe des kritischen Geschichtsforschers, aus den einander folgenden Krankheitssystemen das Brauchbare und Wertvolle vom zeitlich hinfälligen Beiwerk zu trennen.

Da ist es von besonderem Interesse, daß bis in die ältesten Zeiten der Vorgeschichte eine bestimmte Krankheitsgruppe stets von allen anderen gesondert Beachtung fand, weil sie sich auf das Schärfste durch mehrere gemeinsame Merkmale von allen andern Krankheiten unterscheidet. Es sind das die *seuchenhaften Krankheiten*. Ihre vier hervorstehendsten Merkmale waren zu allen Zeiten die folgenden: sie sind gekennzeichnet durch das gleichzeitige und gehäufte Auftreten von Erkrankungen eines gleichartigen Charakters, die sonst überhaupt nicht oder nur vereinzelt auftreten. Es handelt sich zweitens im Gegensatz zu den meisten andern Erkrankungen, die hauptsächlich ein bestimmtes Körperorgan befallen, um eine Allgemeinerkrankung. Drittens verbreiten sich diese Krankheiten überwiegend oder ausschließlich durch Übertragung von Mensch zu Mensch, und viertens ist für sie die außerordentliche Lebensgefährlichkeit kennzeichnend, mit der sie zahlreiche Opfer oft mitten aus blühender Gesundheit dahinraffen. Diese gemeinsamen Eigenschaften riefen zu allen Zeiten eine beängstigende Erschütterung der Gemüter hervor, ähnlich wie schwere Naturkatastrophen; unablässig bemühte man sich, die Ursachen der Seuchen zu ergründen und verfiel hierbei allzu oft auf übernatürliche Deutungen. Der Dichter suchte die Entstehung in den Pfeilen des Apollo, der Priester in der Rache einer strafenden Gottheit, der Naturphilosoph in der Stellung der Gestirne; eine unsicher tastende Naturbeobachtung zog fernliegende Gründe aus atmosphärischen Erscheinungen heran, und natürlich hatte auch der Aberglaube ein weites Feld.

Es ist ja bekannt, daß erst vor wenigen Jahrzehnten die Forschungen von Pasteur und die mit strengster Kritik und feinster Technik verbundenen Methoden von Robert Koch für die Mehrzahl der Seuchen unserer Zeit unter den kleinen Lebewesen Krankheitserreger fanden, die für jede einzelne Seuchenform verschieden und charakteristisch sind, die sich auch künstlich züchten und sich übertragen lassen. In den meisten Fällen erfolgt die Übertragung von Mensch zu Mensch durch den vom Erkrankten ausgeschiedenen Ansteckungsstoff unmittelbar oder durch Vermittlung von unbelebten Gegenständen, in anderen Fällen, wie bei Wechselfieber, Rückfallfieber, und Fleckfieber bilden Insekten die Zwischenwirte. Es ist auch bekannt genug, daß im Kampf zwischen den Zellen des Menschen und den Krankheitserregern Veränderungen im genesenden Organismus vor sich gehen können, die ihn dauernd oder zeitweise für den gleichen Ansteckungsstoff unempfänglich oder widerstandsfähiger machen. Die dann entstehenden Schutzstoffe, an Körperflüssigkeiten gebunden, sind ebenfalls übertragbar und können vorübergehenden Schutz verleihen. Auch die weitere Tatsache ist Gemeingut, daß nicht nur für die meisten akuten Seuchen bestimmte charakteristische Krankheitserreger festgestellt worden sind, sondern auch für die beiden verbreitetsten chronischen Seuchen: die Tuberkulose und die Syphilis. Mit der Entdeckung der Krankheitserreger sind aber auch heute noch die Rätsel der Seuchenentstehung und Seuchenverbreitung keineswegs restlos gelöst. Und noch viele Geschlechter ärztlicher Forscher werden kommen und gehen, ehe die Fragen der persönlichen und der allgemeinen Empfänglichkeit, die besonderen Bedingungen der Übertragung, die Gründe für das plötzliche Auftauchen und Wiederverschwinden von Seuchen ausreichend aufgeklärt sein werden.

Jedenfalls aber nehmen die Seuchen unter den Krankheiten eine so eigenartige Stellung ein, daß heute wie früher die Versuche, den Vorgang des Erkrankens und Gesundens verständlich zu machen, immer wieder gerade an sie anknüpfen. Hält man sich an diese Tatsache, so wird es leichter, für den Wandel der Anschauungen über das Wesen der Krankheiten ein Verständnis zu gewinnen. Durch lange Jahrhunderte stand im Vordergrund der Betrachtung die Gefährlichkeit der Erkrankungen und das um so stärker, je hilfloser die Beteiligten bei dem Tiefstand ihrer Kultur der Seuchenbedrohung ausgesetzt waren. Wenn das Mittelalter bis spät in die Neuzeit hinein viele ansteckenden und nichtansteckenden Massenerkrankungen einfach als „Pesten“ zusammenwarf, so waren die damaligen Ärzte, deren Seuchenschilderungen man oft auch jetzt noch mit Interesse und Nutzen lesen kann, gewiß nicht blind gegen die Unterschiede, die heute jedem Laien geläufig sind. Ja sie beobachteten, nur auf Auge, Nase und Finger angewiesen, vielleicht oft schärfer als mancher unserer heutigen Ärzte, denen die Röntgenplatte und das chemische Hilfsmittel eine feinere Anspannung der Sinne erspart. Aber damals hielt man eben hauptsächlich diejenigen Erscheinungen für wichtig, die für die Beurteilung in Betracht kamen, ob der erkrankte Körper siegreich bleiben oder unterliegen würde.

Allmählich fing man an, die Veränderungen in den einzelnen Organen höher zu bewerten, und neue Krankheitssysteme erforschten die „Sitze der Krankheiten“. Mit dem Übergang der Medizin zur angewandten Naturwissenschaft, mit der Verfeinerung der Hilfsmittel ergänzten sich dann weiter die Anschauungen durch die pathologische Anatomie und Physiologie, und neuerdings dehnt man noch durch die Untersuchung der gesunden und erkrankten Lebenden mittels feiner physikalischer und chemischer Methoden die Untersuchungen auch auf diejenigen Störungen des Organismus aus, die sich noch nicht durch eine Veränderung der Gewebe, sondern erst durch eine Abweichung in der Leistung der einzelnen Organe verraten.

Als dann die Entdeckungen der Bakteriologie sich häuften,

ließen sich ihre Folgerungen nicht immer mit denjenigen vereinen, die das Krankheitensystem lediglich auf die Veränderungen der einzelnen Organe in Form und Tätigkeit aufbauten. Es traten Gegensätze hervor, die namentlich am Ende des vorigen Jahrhunderts zu lebhaften Auseinandersetzungen führten. Für die damalige anatomische Schule war jede knötchenförmige Neubildung ein Tuberkel, ob sie durch den Tuberkelbazillus oder etwa durch Einspritzung von Lykopodiumsamen erzeugt war; jede häutige Ein- oder Auflagerung der Schleimhäute, ob durch Ruhr oder Bräune oder eine Quecksilbervergiftung hervorgerufen, war eine Diphtheritis. Der Bakteriologe dagegen wollte alle krankhaften Veränderungen nur nach ihrer ursächlichen Entstehung zusammenfassen. Er nannte Tuberkulose alle Veränderungen, die in den Geweben nach dem Eindringen des Tuberkelbazillus entstehen, mochten sie Geschwüre im Darm oder Knötchen der Haut oder Eiterherde der Niere oder Verdichtungen ganzer Lungenlappen mit späterem Zerfall sein.

So verlockend einfach dies Verfahren erschien, das die Krankheiten nur nach ihren Entstehungsursachen zu ordnen versuchte, so war es deshalb nicht streng durchführbar, weil jeder Körper und sogar jedes Organ auf bestimmte Krankheitsursachen nach seinen besonderen beständigen oder vorübergehenden Eigenschaften, also nach Konstitution und Disposition, ungleich reagieren. Dieselben Krankheitserreger erzeugen in den Lungen fast stets nur Entzündungsherde, auf den Schleimhäuten nur Katarrhe, in großen Drüsen Eiterherde, die verschiedensten Krankheitserreger also kommen für die gleiche Form der Lungenentzündung in Betracht und dieselben Krankheitskeime können in verschiedenen Organen in Verlauf und Ausgang verschiedene Krankheitsformen hervorrufen. Und oft genug müssen Gelegenheitsursachen mitwirken, damit auf das Eindringen des Parasiten ein Krankheitsvorgang eintritt. Man mußte sich also auf ein gemischtes Krankheitssystem einigen, das noch heute gilt, und das einzelne Krankheitsgruppen wie die Seuchen und einige Konstitutionskrankheiten nach Ursachen zusammenfaßt, andere wie die Geschwülste nach anatomischen Gesichtspunkten, wieder andere, wie Gicht und Zuckerkrankheit nach den Erscheinungen, und dann im übrigen jedes einzelne Organsystem gesondert aufzuführen.

Dieses System ist nüchtern, brauchbar und gibt im übrigen den Lehren der Zeit von dem Wesen der Krankheitsvorgänge freie

Bahn. Es steht völlig im Belieben, die einzelnen Erscheinungen, die vielen Erkrankungen gemeinsam sind, wie Entzündung und Fieber, schon als Krankheitsvorgänge selbst oder noch als zweckmäßige Abwehreinrichtungen des Körpers gegenüber einer ihm drohenden Gefahr zu deuten. Freilich einer besonderen sehr wichtigen Seite des ärztlichen Bedürfnisses wird dieses System nur ganz unzulänglich gerecht, nämlich dem Ausgang. Es werden z. B. Krankheiten wie Scharlach, Blutvergiftung oder Wochenbettfieber entsprechend ihren durchaus verschiedenen Ursachen und Erscheinungen getrennt. Es gibt aber z. B. kaum ungleichartigere Krankheitsbilder als den leichten und den in etwa zwei Tagen aus voller Gesundheit zum unrettbaren Tode führenden schweren Scharlach. Es gibt anderseits kaum ähnlichere Erscheinungsformen als gerade einen solchen Scharlachfall, dessen Ausschlag abgeblaßt ist, und die einer dem Ende nahen Blutvergiftung. Entscheidend für den verschiedenen Ausgang sind erblich überkommene oder während des Lebens erworbene Anlagen, zusammenwirkend mit der verschiedenen Stärke des Ansteckungsstoffes selbst. Man könnte es für denkbar halten, daß eine spätere Zeit mit größeren Erfahrungen in diesen Fragen das heute geltende gemischte System radikal abschüttelte und durch ein anderes ersetzte, welches dann die genauer erforschten Gründe für den verschiedenen Ausgang unterlegte. Dann würden zwar wieder ursächlich und klinisch zusammengehörige Formen auseinandergerissen und dafür andere in diesen Beziehungen ganz ungleichartige Erkrankungen, genau wie bei den „Pesten“ des Mittelalters zusammengefaßt, aber immerhin stände man doch auf einer höheren Stufe des Serpentinenganges der Forschung. Denn das System ist ja nicht Selbstzweck, sondern nur Hilfsmittel für wissenschaftliche oder praktische Arbeit.

Jedenfalls aber würde auch dieses hauptsächlich den Ausgang berücksichtigende System einer heute noch fernen Zukunft, ebenso wie das in unseren Tagen geltende System das eine gemeinsam haben, daß beide ausschließlich auf biologischen Gesichtspunkten sich aufbauen, d. h. von Erscheinungen des lebenden Gewebes ausgehen.

2.

Aber heute kann sich die Lehre von den Krankheiten einem Einfluß nicht mehr entziehen, der durchaus abseits von dem der rein biologischen Betrachtungsweise liegt, nämlich den Beziehungen, die zwischen Erkrankungen und gesellschaftlichen Vorgängen bestehen.

Der Hinweis auf solche Zusammenhänge ist nicht neu. Statistiker wie Quetelet, und Seuchenforscher wie Villermé wiesen schon vor fast 100 Jahren auf die Zusammenhänge von wirtschaftlicher Lage und Sterblichkeit hin. S. Neumann sprach 1849 das gerade im letzten Jahrzehnt häufig wiederholte Wort aus: „Daß der größte Teil der Krankheiten, welche entweder den vollen Lebensgenuß stören, oder gar einen beträchtlichen Teil der Menschen vor dem natürlichen Ziel dahinraffen, nicht nur auf natürlichen, sondern auf künstlich gezeugten gesellschaftlichen Verhältnissen beruht, bedarf keines Beweises. Die medizinische Wissenschaft ist in ihrem innersten Kern und Wesen eine soziale Wissenschaft, und solange ihr diese Bedeutung in der Wirklichkeit nicht vindiziert sein wird, wird man auch ihre Früchte nicht genießen sondern sich mit der Schale und dem Schein begnügen müssen." Auch Rudolf Virchow hat sich gleichzeitig in zahlreichen kräftigen Sprüchen ähnlich geäußert. Bei seiner auf das Praktische gerichteten Auffassung gefielen ihm besonders die englischen Anschauungen, welche die wirtschaftliche Wirkung des Zusammenhangs von Krankheit und gesellschaftlichen Verhältnissen betonen. Virchow lenkte die Aufmerksamkeit auf die andere Seite der Frage, nämlich auf die ungünstige Rückwirkung der Krankheiten, insbesondere der Volksseuchen, auf die Volkswohlfahrt. Daher äußert er sich: „In England hat man es längst eingesehen, daß es eine ungeheure Menge von Erkrankungs- und Todesfällen gibt, welche bei einer vernünftigen Einrichtung der öffentlichen Gesundheitspflege zu vermeiden wären und welche, wenn sie vermieden würden, für den nationalen Wohlstand eine enorme Steigerung herbeiführen würden."

Das Wort von den vermeidbaren Krankheiten hat gerade im Zeitalter der Bakteriologie erhöhte Bedeutung gefunden. Die Versuche, die Folgen der Krankheit wirtschaftlich zu berechnen, haben stetig an Raum und Bedeutung gewonnen. So hat Pettenkofer 1884 sich bemüht, die Ersparnisse festzustellen, welche durch eine auch nur mäßige Verkürzung der durchschnittlichen Krankheitsdauer eintreten könnten, und hat hierbei recht hohe Werte errechnet. So hat M. Kirchner 1909 die folgende Betrachtung angestellt: „Nehmen wir die durchschnittliche Dauer des Typhus nur auf fünf Wochen, den durchschnittlichen Wochenverdienst eines Kranken nur auf 20 Mark, die durch Behandlung und Pflege wöchentlich entstehenden Kosten nur auf 14 Mark an, so kostet ein Typhuskranker aus dem Volke 170 Mark. Die 46000 Kranken des Jahres 1900 bedeuten also eine Mindereinnahme und Mehrausgabe von zusammen über 9 1/2 Millionen Mark. Wenn schon der Typhus im Jahre 1900 in Preußen, an dem doch nur 46000 Menschen erkrankt waren, eine Ausgabe von fast 10 Millionen Mark verursachte, auf wie hoch muß man wohl die Kosten berechnen, welche die Tuberkulose verursacht, an der im Jahre 1900 in Preußen allein 70000 Menschen gestorben sind? Ich denke, wir gehen nicht fehl, wenn wir diese Kosten auf mindestens 120 Millionen Mark berechnen. Und was die Geschlechtskrankheiten betrifft, so kann man ihre Zahl allein in Preußen auf 100000 täglich und die durch sie erzeugten Ausgaben auf mindestens 90 Millionen jährlich veranschlagen. Das sind Schlüsse, welche die soziale Bedeutung der Volksseuchen in ein grelles Licht setzen."

Man kann noch auf die Kosten des Alkoholismus hinweisen, und tatsächlich haben Leiter der städtischen Armenverwaltungen wie Pütter derartige Rechnungen aufgemacht, andere haben auf den Aufwand, welchen die Unterbringung unheilbarer Geisteskranker einschließlich Idioten und Epileptiker verursacht, hingewiesen, von dem ja auch ein Teil auf Rechnung erblich überkommener oder erworbener Folgen von Trunksucht und Geschlechtskrankheiten zu setzen ist. Der Versuch einer solchen Berechnung ist 1913 von L. Jens in Hamburg angestellt und unter der Aufschrift: „Was kosten die schlechten Rassenelemente den Staat und die Gesellschaft?" veröffentlicht worden. Er kommt zu Millionenausgaben nur für die eine Stadt Hamburg und für ein Jahr. Er bringt in dieser Arbeit auch eine Tabelle über die Gründe, die 1906 in Hamburg den Anlaß für Armenunterstützungen gaben.

Wir besitzen zwar eine solche umfangreiche amtliche Statistik für das ganze Reich aus dem Jahre 1885. Da aber seitdem die wirtschaftlichen Verhältnisse eine starke Veränderung erfahren haben, so ist es interessant, mit ihr die Statistik von Jens für Hamburg aus 1906 zu vergleichen.

Ursachen der Armenunterstützung:

	Deutschland 1885		Hamburg 1906	
Krankheit	27,9	42,7 v. H.	18,35	44,02 v. H.
Altersschwäche	14,8		25,67	
Tod des Ernährers	17,2		8,18	
Gebrechen	12,4		3,97	
Unfälle	3,3		0,79	
Trunksucht	2,0		2,07	
Große Kinderzahl	7,2		0,46	
Arbeitslosigkeit; ungenügender Verdienst	6,0		31,26	
Arbeitsscheu	1,4		2,07	
Unbekannt	7,8		7,18	

Wenn auch in der Weltstadt Hamburg 1906 die wirtschaftlichen Gründe für die Unterstützungsbedürftigkeit stärker hervortreten als in ganz Deutschland zwei Jahrzehnte früher, so zeigen doch beide Tabellen gemeinsam die überragende Bedeutung von Krankheit und Tod als Ursachen der Verarmung. Es lassen sich aber aus jedem Handbuch der sozialen Hygiene Tabellen ausziehen, welche umgekehrt den schon betonten Einfluß der Armut auf die Sterblichkeit verschiedener Krankheitsgruppen beweisen.

Diese verschiedene Höhe der Sterblichkeit nach Wohlstandsklassen ist jedoch die Folge verschiedener Ursachen. Einmal können bestimmte Krankheiten häufiger bei der Armut auftreten, ohne tödlicher zu sein, das andere Mal kommen sie zwar nicht öfter vor, verlaufen aber ungünstiger. So verursachen besonders die akuten und chronischen ansteckenden Krankheiten eine größere Sterblichkeit bei den Wenigerbemittelten, und zwar vorwiegend im Kindes- und Greisenalter. Manche von diesen Erkrankungen, wie z. B. Masern und Diphterie, machen zwar in ihrem Umsichgreifen keine Unterschiede nach der wirtschaftlichen Lage, wohl aber fordern sie zahlreichere Todesopfer unter den Ärmeren. Andere befallen bei gleicher Tödlichkeit häufiger die wirtschaftlich Schlechtergestellten, so z. B. Cholera und Ruhr. Für die Tuberkulose trifft beides zu und ebenso für die nicht ansteckenden Erkrankungen des Atmungs- und Verdauungsapparates, namentlich im Kindesalter. Umgekehrt treffen Erkrankungen des Stoffwechsels wie Gicht und Zuckerharnruhr, solche des Kreislaufs wie Herz- und Adererkrankung oder Schlaganfälle die vermögenden Schichten häufiger. Da es sich aber durchweg um Leiden jenseits des voll erwerbsfähigen Alters und der Fortpflanzungstüchtigkeit handelt, so ist die wirtschaftliche Bedeutung dieses Unterschiedes geringer anzuschlagen.

Mit der Sterblichkeit als Maßstab für die Unterschiede von Krankheit und wirtschaftlicher Lage ist aber die Frage noch keineswegs erschöpft. Fast alle Erkrankungen nehmen bei Ärmeren meist eine längere Zeit in Anspruch, und sie führen vor allem häufiger zu Nachkrankheiten und unheilbaren Überbleibseln. Da es sich im letzteren Falle meist um die so sehr verbreiteten ansteckenden Erkrankungen des Kindesalters handelt, und da ihnen häufig ernste dauernde Trübungen des Sehorgans oder Störungen des Hörvermögens oder Verkrümmungen des Knochenapparates folgen, welche die schulmäßige Ausbildung und die spätere Berufsbefähigung ernstlich stören, so hat gerade dieser Umstand eine große Bedeutung.

3.

Außer der wirtschaftlichen Lage wird die Entstehung, der Verlauf und Ausgang der Erkrankungen noch durch eine andere Einwirkung stark beeinflußt, die ebenfalls mit rein körperlichen Vorgängen nichts zu tun hat, nämlich durch den Beruf.

Die Lehre von den Berufskrankheiten und ihrer Verhütung besitzt eine Geschichte von mehreren hundert Jahren und hat während dieses ganzen Zeitraumes die Medizin und Hygiene, aber auch den Gesetzgeber beschäftigt. Die Entwicklung der Technik, die Erfindungen der Chemie und des Ingenieurwesens haben dieser Lehre in den letzten Jahrzehnten eine außerordentliche Ausdehnung gegeben. Noch heute muß die Beobachtung ständig wach bleiben, um den Zusammenhang neu eingeführter Betriebsarten mit neuen bisher unbekannten Gesundheitsschädigungen rechtzeitig aufzudecken und Abwehrmaßnahmen vorzuschlagen. Je mächtiger die Entwicklung der Industrie wurde, je größere Menschenmassen in ihren Dienst einbezogen wurden, und je stärker durch die Änderung von Wohnsitz und Lebensverhältnissen die Gesundheit nicht nur des

Arbeitenden selbst, sondern auch seiner Familie und seines Nachwuchses beeinflußt wurde, um so mehr mußte sich auch der Sozialpolitiker und der Bevölkerungspolitiker mit diesen Zusammenhängen beschäftigen. Die Beziehungen zwischen Beruf und Volksgesundheit sind sehr vielfache. Zunächst können viele Berufsformen an sich ohne jeden schädlichen Einfluß auf die Gesundheit vor sich gehen; trotzdem aber kann der Anspruch an die Arbeitsleistung auf das Geschlecht oder auf ein bestimmtes Lebensalter ungünstig wirken. Ein Beruf kann für den Arbeiter von voller Arbeitskraft durchaus zuträglich, aber für Jugendliche durch seine Dauer oder Schwere schädlich oder durch Verlegung in die Nachtstunden und andere Gründe für das weibliche Geschlecht unzuträglich sein. Der Beseitigung dieser Gefahren dienen die gesetzlichen Bestimmungen über Frauen-, Kinder- und Jugendlichenarbeit, die in der Gewerbeordnung niedergelegt sind.

Das gleiche trifft zu, wenn der Beruf zwar für einen vollständig Gesunden ohne jedes Bedenken ist, aber für minder Geeignete bestimmte Gesundheitsgefahren mit sich bringt. Die Berufswahl hängt von Zufälligkeiten, Modeströmungen oder wirtschaftlichen Notwendigkeiten häufiger ab, als von Rücksichten auf die Eignung und Gesundheit. Die Folgen zeigen sich meist, wenn es zu spät ist. Sie sind auch nicht lediglich körperlicher Art, sondern, was ebenso wichtig ist, wohl noch häufiger seelischer Natur und dann durch stetig sich steigernde Berufsunlust, zunehmende Freudlosigkeit und schließlich durch Nachlaß der Leistungen gekennzeichnet. Diese Erscheinungen wären bei passender Berufswahl und bei Einstellung an den richtigen Platz nicht eingetreten, und sie führen zu verfrühter körperlicher und geistiger Abnutzung. Praktiker und Forscher aus allen Gebieten der Arbeitskunde haben sich schon lange in Erkennung dieses Mißstandes, dessen Ausdruck der häufige Berufswechsel ist, zusammengefunden, und es fängt ein eigener Arbeitszweig der Berufskunde, sich zu entwickeln an. Eine einfache Form der Berufsberatung findet schon unter Mitwirken von Vertretern der verschiedenen Arbeitszweige durch Lehrer und Schulärzte bei der Schulentlassung statt, sie beschränkt sich allerdings mehr darauf, die fehlende Eignung für den gewählten Beruf festzustellen, als positive Ratschläge zu geben. Man versucht weiter, feinere, praktisch brauchbare Methoden zur Feststellung der Befähigung für solche Berufe auszubauen, bei denen eine besondere Schlagfertigkeit und die Tätigkeit der Sinnesorgane in Betracht kommt.

Für die Medizin ist von besonderer Bedeutung die Frage der Berufseignung solcher Menschen, die durch Krankheiten oder Gebrechen an ihrer Gesundheit dauernd Schaden gelitten haben und nunmehr zwar für gewisse Tätigkeiten noch voll berufsfähig, für andere aber nur unter der Gefahr schwerer Schädigung ihrer Gesundheit verwendbar wären. Es handelt sich z. B. um Herzfehler, deren Träger im Bureau voll erwerbsfähig sind, die aber bei körperlicher Arbeit schnell zusammenbrechen würden, um Männer mit leichten, in den Heilstätten zur Genesung geführten tuberkulösen Lungenerkrankungen, die im Staubgewerbe leicht rückfällig werden könnten. Es kann sich aber auch z. B. um gesunde junge Frauen handeln, die trotz voller Erwerbsfähigkeit in manchem Gewerbe Gefahr laufen, an den Organen der Mutterschaft geschädigt zu werden. Für alle diese Fälle wäre eine regelmäßige Berufsberatung zur Verhütung gesundheitlicher Schäden erwünscht. Die Fürsorge für die Kriegsbeschädigten hat hier unsere Stellungnahme und unsere Kenntnisse, die schon aus der Unfallversicherung manche Anregungen geschöpft hatten, um ein gutes Stück weiter gebracht. Selbst für die Vollblinden, für die Einarmigen und einseitig Gelähmten aller Berufsarten einschließlich der Geistesarbeit, hat man eine ganze Reihe von Beschäftigungsmöglichkeiten nutzbar machen können, in denen sie erwerbsfähig wurden.

Ein besonderer Fall sind dauernde Gesundheitsfehler, die nicht den Träger, wohl aber seine Umgebung gefährden. Längst bekannt ist die Bedeutung der Farbenblindheit für den Lokomotivführer und Seemann. Ein Paragraph der Gewerbeordnung bestimmt weiter den Ausschluß solcher Arbeiter aus gefährlichen Betrieben, deren Leiden, wie etwa Krämpfe, nicht nur für die Betreffenden selbst, sondern auch für ihre Mitarbeiter eine Gefahr bilden. Es gibt jedoch auch innere Erkrankungen, die durch ihre Übertragungsgefahr eine Gesundheitsschädigung für die Umgebung herbeiführen könnten. Diese Frage ist bis heute nicht endgültig gelöst. In Betracht kommen hauptsächlich Menschen mit offener Tuberkulose bei noch vorhandener teilweiser Arbeitsfähigkeit. Ihr könnte etwa noch die Syphilis im Abschnitt der Ansteckung bei Berufen, in denen die Gebrauchsgegenstände den Besitzer wechseln, zur Seite gestellt werden. Bei der

Tuberkulose besitzen wir nur im Ministerialerlaß von 1907 zur Bekämpfung übertragbarer Krankheiten in den Schulen die Bestimmung, daß Lehrer und Schüler mit offener Tuberkulose vom Schulbesuch auszuschließen sind. Für die Syphilis wird das bevorstehende Gesetz zur Bekämpfung der Geschlechtskrankheiten die erforderlichen Sicherungen bringen.

Die eigentlichen Berufsgefahren für die Gesundheit zerfallen in allgemeine und in solche, die mit den einzelnen Betrieben verbunden sind. Zu den allgemeinen Gefahren gehört zunächst die Unfallschädigung, deren Verhütung die in der Gewerbeordnung und durch das Unfallversicherungsgesetz den Berufsgenossenschaften auferlegten Vorschriften der Unfallverhütung dienen. Zu den allgemeinen Berufsgefahren rechnet auch die Staubbildung, die je nach der verschiedenen Herkunft aus Pflanzengewebe, mineralischem oder metallischem Staub in verschiedenen Graden vornehmlich den Atmungsorganen gefährlich wird und manche Berufsarten besonders lebensschädigend macht. Der Verminderung dieser Gefahr dienen die in den modernen Großbetrieben umfassend angebrachten Staubabsaugeeinrichtungen.

Die besonderen Berufsschädlichkeiten kann man in solche einteilen, die durch physikalische oder durch chemische Einflüsse eintreten. Zu den ersteren gehört Arbeit unter gesteigertem oder vermindertem Luftdruck, bei übergroßer Hitze oder Kälte oder bei ständigem Temperaturwechsel, sowie Arbeit in der Nässe. Solche Tätigkeit kann zu chronischen Erkrankungen namentlich im höheren Alter und zu verfrühter Arbeitsunfähigkeit führen. Es gehört hierzu auch die Einwirkung starker Geräusche auf die Ohren in der Schmiede, die Berufsgefährdung der Augen bei Feuerarbeitern, die Wirkung der sogenannten unsichtbaren Strahlen bei Lichtarbeitern. Die Gesundheitsgefahren der chemischen Industrie sind außerordentlich mannigfaltig, und unsere Kenntnisse auf diesem Gebiet wachsen ständig durch die Ausdehnung der Industrie selbst. Die Berufskrankheiten können hier so harmlos sein wie die Ausschläge der Haut an den Händen durch Staub von verschiedenen Kunsthölzern, Erscheinungen, die mit dem Berufswechsel sofort verschwinden. Sie können aber auch so gefährlich werden wie die Folgen der Blei- und Quecksilberarbeit, die anhaltendes Siechtum oder den Tod bewirken.

Die wichtigste Gruppe bilden unorganische Gifte wie Phosphor, Blei, Quecksilber, Arsen; Gase wie Chlor, die Anilinverbindungen, unter denen die in der Sprengstoffindustrie verwendeten während des Krieges besondere Bedeutung erlangten. Gelegentlich spielen auch belebte Krankheitserreger eine Rolle, wie der Milzbrand bei Gerbern und Pinselarbeitern. Die Beschäftigung mit den giftigsten Stoffen wie mit dem gelben Phosphor ist, da vermeidbar, durch internationale Abkommen überhaupt verboten, und damit ist auch der schreckliche Knochenfraß des Kiefergerüstes fast verschwunden. Für die Tätigkeit mit andern gefährlichen Giften, namentlich mit Blei, sind in der Gewerbeordnung genaue Vorschriften gegeben worden, die mit dem Fortschritt unserer Kenntnisse ständig erweitert werden. Solche Betriebe unterstehen nicht nur der ständigen gesundheitlichen Überwachung, auch die einzelnen Arbeiter werden regelmäßig ärztlich untersucht, um beginnenden Erkrankungen rechtzeitig vorbeugen zu können.

Die Berufsleiden spielen als Ursachen von Erkrankungen und Invalidität eine große Rolle in der sozialen Versicherung. Schwierigkeiten bereiten den Gutachtern die zahlreichen Fälle, in denen eine wirklich oder angeblich durch berufliche Beschäftigung erzeugte Erkrankung, wie die so verbreitete Tuberkulose, nach einem Unfall zu schnellerem und ungünstigerem Verlauf geführt wird. Den zahlreichen Fällen, in denen ein solcher Zusammenhang vorliegt, stehen die viel häufigeren gegenüber, in denen er im guten Glauben oder zur Erreichung von Vorteilen behauptet wird. Aus der Erfahrung haben sich bestimmte Tatsachen ergeben, die dem Gutachter als Richtlinien dienen.

Über die verschiedenen Formen, in denen die beruflichen Erkrankungen in den einzelnen Organen verlaufen, hat die Gewerbehygiene großes Material angesammelt, das durch Beobachtung neuer Verfahren beständig wächst. Da einige gewerbliche Erkrankungen und die Unfälle nach Ursache, Beruf, Erkrankungssitz und Ausgang meldepflichtig sind, so hat auch die Statistik brauchbare Unterlagen für diese Fragen liefern können, und es ließen sich für die einzelnen Berufe Tabellen aufstellen, die über die Stufenleiter der Gesundheitsgefährdung unterrichten, ebenso wie über den Einfluß einiger besonders gefährlicher Berufe auf die Lebensdauer.

4.

Bisher sind zwei Beziehungen ausführlich besprochen worden, die für die Beurteilung der verschiedenen Krankheitsarten von wesentlicher Bedeutung sind und trotzdem in dem heute maßgebenden Krankheitssystem nicht zur Geltung kommen, weil dieses rein soziale Gesichtspunkte für die verschiedene Bewertung der einzelnen Krankheiten nicht berücksichtigt. Zuerst wurde der wechselseitige Zusammenhang der Krankheit nach Entstehung, Verlauf und Ausgang mit der wirtschaftlichen und gesellschaftlichen Lage einschließlich der Einflüsse der Kultur geschildert. Zweitens wurde die Abhängigkeit der Zahl und Art der Erkrankung von der beruflichen Betätigung auseinandergesetzt.

Es kommt aber noch ein dritter Gesichtspunkt hinzu, die Frage, ob und in welchem Umfange eine Krankheit von dem Betroffenen sich auf andere weiter überträgt. Auch für diesen Fall ist schon früher mehrfach darauf hingewiesen worden, wie groß die Bedeutung dieser Frage bei der Häufigkeit und Lebensgefährlichkeit der übertragbaren Krankheiten ist. Auch hier ist die Wahrscheinlichkeit ihrer Weiterverbreitung umso größer, je stärker die wirtschaftliche Not, je geringer das Verständnis und je sorgloser die Umgebung der Erkrankten bleibt. Zwar machen die belebten Krankheitserreger, sobald sie nicht auf den Herd beschränkt werden, keinen Unterschied nach arm und reich. Der Sorgsame und der Vermögende gebieten wohl über wirksamere Schutz- und Heilungsmöglichkeiten, sie können aber für sich und ihre Kinder die Gefahr der Ansteckung selbst nicht verhüten; umso weniger, je gleichgültiger sie der Gefährdung der Schutzloseren und Leichtsinnigeren gegenüberstehen. Auch hier büßt die eine gesellschaftliche Schicht für die Unterlassung des Schutzes der andern. Diesen Zusammenhang hat kaum ein Arzt wirksamer betont, als um die Mitte des vorigen Jahrhunderts der englische Dichter Dickens, wenn er den Tod eines verwahrlosten Knaben, der an Schwindsucht zu Grunde geht, schildert: „Eins ist klar, daß Tom wohl in der Theorie, aber nicht durch praktische Mühe gebessert werden kann, soll und wird. Und in der hoffnungsvollen Zwischenzeit rennt Tom in seiner alten starrköpfigen Manier, mit dem Schädel voran, weiter ins Verderben. Aber er übt Vergeltung! Selbst die Lüfte sind seine Boten, und sie dienen ihm in diesen Stunden der

Finsternis. Es gibt keinen Tropfen von Toms verpestetem Blute, der nicht Ansteckung und Krankheit irgendwohin verpflanzte. Noch diese Nacht wird er den roten Strom einer normannischen Familie vergiften, und Seine Erlaucht besitzt nicht die Macht, diese beschmutzende Verbindung zu verhindern. Nicht ein Atom von Toms Unrat, kein Kubikzoll der verdorbenen Luft, die er atmet, keins seiner Laster und seiner Gemeinheiten, keine Unwissenheit, Bosheit und Roheit bleibt ungerächt, sondern übt durch jede Klasse der Gesellschaft bis zu den Stolzesten der Stolzen und dem Höchsten der Hohen hinauf seine Wiedervergeltung. Rechnet man Ansteckung und Verderben, die aus seinem Schoß hervorgegangen, zusammen, so hat Tom eine glänzende Rache."

5.

Die Heranziehung dieser drei Gesichtspunkte muß zu ganz andern Bewertungen der Krankheitsvorgänge führen als die Beschränkung auf Lebensvorgänge oder rein naturwissenschaftliche Lebenserscheinungen. Wenn man allein die Fragen behandelt, in welchen Organen ein Leiden sich entwickelt, in welchen Formen es auftritt, ob als Entzündung, Gewebszerstörung oder Geschwulst, ob es örtlich oder allgemein ist, ob es aus Vorgängen des Körpers selbst entsteht oder von außen einverleibt wird, so berücksichtigt man nur solche Gesichtspunkte, die lediglich den Erkrankten angehen und außerdem noch den Fachmann, den er aus eigener Wahl als seinen Helfer zu Rate zieht. In diesen Fällen ist die Erkrankung ausschließlich eine Angelegenheit einer Einzelperson. Zieht man aber die genannten drei andern Gesichtspunkte mit heran, so hört sofort die Krankheit auf Privatangelegenheit des Erkrankten oder Bedrohten zu sein und wird Gegenstand des Interesses der gesamten Gesellschaft, weil ihr Bestehen auch diese körperlich und wirtschaftlich in Mitleidenschaft zieht. Bei einer solchen Betrachtungsweise treten diejenigen Gesichtspunkte, die für die Erforschung der Lebenserscheinungen besondere Bedeutung haben, stark zurück, während andere, an denen die Lehre von den Lebensvorgängen nur untergeordnetes Interesse hat, in den Vordergrund rücken.

Die Einführung der sozialen Versicherung gab den Anstoß zu dieser Umprägung der Begriffe. Die Krankenversicherung, die dem

Arbeiter für die Dauer der Krankheit Ersatz für entgangenen Verdienst zu leisten hat, ist durch das Krankengeld bedeutend mehr als durch die Bezahlung von Arzt und Heilmitteln belastet. Die Unfallversicherung hat die Rentenzahlung im Falle längerer oder dauernder Arbeitsunfähigkeit zu fürchten und die Invaliditätsversicherunng hat ein Interesse daran, daß die Zahl der dauernd Erwerbsunfähigen so niedrig wie möglich bleibt, um mit den Einnahmen ihre Verpflichtungen decken zu können. Während durch die Jahrhunderte der Geschichte der Medizin das Mitleid mit den Leiden des Dulders die Haupttriebfeder für die Betätigung Unbeteiligter gewesen ist, kam jetzt die Wahrnehmung wirtschaftlicher Interessen hinzu, ein Beweggrund, der oft viel wirksamer ist, weil er auf der Unterlage nüchterner Berechnung beruht, nicht auf schwankenden persönlichen Empfindungen. Das aus dem Rechte der Selbstverwaltung erstarkte Verantwortlichkeitsgefühl der Leiter der einzelnen Zweige der sozialen Versicherung ließ an Mittel der Abhilfe denken. Es war einleuchtend, daß die finanzielle Belastung wirksamer durch Maßnahmen zur Verminderung der Zahl der Erkrankungen als durch solche zur Verkürzung ihrer Dauer verringert werden konnte. Es war leicht einzusehen, daß die frühzeitige Aufspürung der Anfangserscheinungen die Aussichten auf Heilung verbesserte. Unter Mitwirkung der Ärzte wurden diese Gedanken in die Tat umgesetzt und die Lehre, daß Vorbeugen besser sei als Heilen, kam erneut zur Anerkennung.

Dieser Satz hat in der Praxis der sozialen Versicherung eine doppelte Bedeutung. Das eine Mal umschließt er alle Maßnahmen, die den Eintritt einer Gesundheitsschädigung überhaupt zu vermeiden suchen. Das trifft z. B. für die Verhütung von Unfällen durch Sicherheitsvorrichtungen oder für die Beseitigung einer Ansteckungsgefahr zu. Das andere Mal rechnet er damit, daß wir alle gewissen Gesundheitsschädigungen überhaupt nicht dauernd ausweichen können, sondern mit ihnen bei unsern gesellschaftlichen Verhältnissen irgendwie einmal unvermeidlich in Berührung geraten. Da es aber darauf ankommt, ihren Folgen schon dann zu begegnen, ehe sie gefährlich geworden sind und solange noch Aussichten zur Beseitigung bestehen, so ist frühes Erkennen und frühes Eingreifen nötig. So ist es z. B. bei unsern verwickelten Verhältnissen und bei der Verbreitung der Krankheit garnicht zu umgehen, daß jeder von uns in seinem Leben wiederholt Gefahr läuft, Tuberkelbazillen einzuatmen oder sonstwie in seine Gewebe aufzunehmen. Es kommt nur darauf an, dies so rechtzeitig zu entdecken, ehe die Körpergewebe ernsten Schaden genommen haben, weil im Anfangsstudium unsere Maßnahmen noch wirksam sind.

Hier also bedeutet Verhütung die vorbeugende Heilbehandlung der Anfangsfälle. Krankenkassen nnd Landesversicherungsanstalten haben im Laufe der Jahre planmäßig ein System von Einrichtungen geschaffen, die alle der Krankheitsverhütung und vorbeugenden Behandlung dienen. Sie haben darüber hinaus alle Maßnahmen der Wohlfahrtspflege mit reichen Mitteln unterstützt, die ganz allgemein der Hebung der Volkswohlfahrt dienen, so z. B. auf den Gebieten der Wohnungsfürsorge, der Bekämpfung der Trunksucht, der Geschlechtskrankheiten und der Verkrüppelung. Als ihr Vorgehen sich bewährte und die Gesundheitsfürsorge als eigener Zweig der öffentlichen Gesundheitspflege entstand, als deren hauptsächlichste Träger die Gemeinden entweder selbständig oder in der Zusammenarbeit mit Wohlfahrtsvereinigungen auftraten, da wurden auch die Einrichtungen, die hauptsächlich dem nicht versicherten Teil der Bevölkerung zu Gute kommen sollten, auf den gleichen Grundgedanken aufgebaut.

Diese Entwicklung macht es notwendig, bei der Betrachtung der Krankheitsvorgänge solche Gesichtspunkte in den Vordergrund zu stellen, die trotz ihrer erhöhten Bedeutung in der Gegenwart in dem heute geltenden System eine Berücksichtigung nicht haben finden können. Man braucht keineswegs soweit zu gehen, um das Einteilungssystem selbst umzustoßen, denn für den Arzt und Medizinalstatistiker behält es bei seiner praktischen Zweckmäßigkeit durchaus seine volle Bedeutung.

Aber zu seiner Ergänzung empfiehlt sich die gesonderte Besprechung einer Anzahl nicht berücksichtigter Punkte. Es ist hierbei weder erforderlich noch zweckmäßig, die bewährte Grundlage rein naturwissenschaftlich-biologischer Auffassung und Methodik zu verlassen. Es darf auch gar nicht übersehen werden, daß, wenn in dieser Erweiterung ein Fortschritt liegt, er lediglich der Tätigkeit von Ärzten zu verdanken ist, die sich den Blick für die Forderungen der Zeit wahrten, die ihnen aber durch die Feststellungen ihres eigenen Arbeitsgebietes zu genügen in der Lage waren, und die, indem sie der Volkswohlfahrt dienten, nicht aufhörten Ärzte zu sein. Der verdiente Sozialhygieniker Alfred Grotjahn hat vor wenigen Jahren versucht, die Krankheiten unter diesen neuen Gesichtspunkten zu ordnen, und er hat seinem Werke den Namen der sozialen Pathologie gegeben, um auszudrücken, daß nicht die Lehre von den natürlichen Lebensvorgängen, sondern die Beobachtungen von dem Zusammenhang gesellschaftlicher Einflüsse mit Krankheitsvorgängen für seine Einteilung entscheidend wurden. Er stellt in den Vordergrund den Satz, daß in erster Linie die Häufigkeit einer Erkrankung ins Gewicht falle, nicht aber das von ihr erweckte klinische Interesse. Denn die Aufmerksamkeit des Klinikers richte sich oft auf solche Krankheitsformen, die wegen ihrer Eigenart und ihrer interessanten Erscheinungen auffallen, die aber zuweilen so selten auftreten können, daß sie ohne jede Bedeutung für die Volksgesundheit wären. Nicht einmal die Gefährlichkeit einer Krankheit für sich allein könnte entscheidend ins Gewicht fallen, denn die Blinddarmentzündung z. B. träte verhältnismäßig selten auf. Einfache Darmkatarrhe rafften mehr Menschen dahin und beanspruchten vor allen Dingen einen ungleich größeren Aufwand von verlorener Zeit, als die so gefürchtete und vom Interesse der Ärztewelt und des großen Publikums gleich beanspruchte Blinddarmentzündung. Es zeigte sich an diesem, wie an so vielen Beispielen, daß allein eine auf das soziale Moment gerichtete Betrachtung dazu führe, endlich einmal sich mehr für die alltäglichen geringfügigen Erkrankungen zu interessieren, anstatt das Augenmerk ausschließlich auf die selteneren, aber dramatischer verlaufenden Erkrankungen zu richten. Neben der Häufigkeit als Haupteinteilungsgrund zieht Grotjahn noch einige andere Gesichtspunkte heran: die Gleichartigkeit des Krankheitscharakters, den Ausgang, die Abhängigkeit von gesellschaftlich oder erblich überkommenen Einflüssen bei der Entstehung, die Zugänglichkeit für Heilverfahren und die Möglichkeit der Beeinflussung durch soziale Maßnahmen.

6.

In den folgenden Ausführungen sollen diejenigen Merkmale der verschiedenen Krankheiten, die für die Volkswohlfahrt wichtig sind, kurz hervorgehoben werden, jedoch ohne die Absicht der Aufstellung eines eigenen Krankheitssystems, sondern lediglich zu dem Zweck praktischer Hinweise auf die Zusammenhänge zwischen Krankheit und Volkswohlfahrt.

Der Unterschied der Sterblichkeit nach dem Geschlecht braucht nur kurz angedeutet zu werden. Im allgemeinen zeigen schon die Knaben eine größere Sterblichkeit als die Mädchen; das gilt besonders noch für die Totgeburten und die Unehelichen; eine bisher unaufgeklärte Ausnahme macht allein der Keuchhusten. Im Entwicklungsalter kann im Zusammenhang mit zu starker beruflicher Inanspruchnahme bei einzelnen Krankheiten ein geringes Übergewicht der Frauensterblichkeit eintreten. Ebenso macht sich auch der Einfluß der Gebärtätigkeit in den entsprechenden Lebensaltern bemerkbar. Jenseits dieses Abschnittes aber nimmt die Übersterblichkeit der Männer an allen Krankheiten wieder recht hohe Zahlenwerte an. Diese Beziehungen haben einen gewissen Wert für die Volkswohlfahrt, der noch stärker hervortritt, wenn man nach Stadt und Land oder nach der beruflichen Beschäftigung trennt. Die Krankenkassenstatistik zeigt für die pflichtversicherten und die freiwillig versicherten weiblichen Familienmitglieder große Unterschiede zugunsten der letzteren, die für die Bewertung des gesundheitlichen Schadens der Frauenarbeit wichtig, aber immerhin nicht so grundlegend sind, wie die folgenden Fragen.

Von besonderer Bedeutung sind die Zusammenhänge zwischen Krankheit und Lebensalter. Für die einzelnen Lebensabschnitte sind besondere Krankheitsformen unmittelbar kennzeichnend. In den ersten Lebenstagen, welche die größte Sterblichkeit aufweisen, spielen Entbindungsfolgen, Lebensschwäche und Entwicklungsstörungen die Hauptrolle. Von da ab durch die ganze Säuglingszeit stehen die akuten und chronischen Erkrankungen des Magendarmkanals im Vordergrunde. Im Kleinkindalter, vom vollendeten ersten Lebensjahre bis zum Beginn der Schulpflicht, sind die häufigsten Todesursachen die akuten ansteckenden Kinderkrankheiten, Scharlach, Diphterie, Keuchhusten. Das Schulkindalter zeigt überhaupt die geringste Sterblichkeit aller Altersklassen. Unter den Todesursachen machen sich diejenigen des voraufgegangenen Lebensabschnittes noch in geringem Grade geltend, und die des folgenden, vor allem die Lungenschwindsucht, fangen an, sich zu zeigen, aber noch mit sehr niedrigen Zahlen. Im Alter der Entwicklung beginnt die Tuberkulose der Lungen steil an Zahl zuzunehmen, um im ersten Jahrzehnt der Berufstätigkeit, also im Alter von 20 bis 30 Jahren, die Haupttodesursache zu bilden. Später zeigen sich außer der Lungenschwindsucht die verschiedensten Organerkrankungen. Vom 40. Jahre an treten hierbei Stoffwechselerkrankungen, Leiden des Kreislaufapparates und der Nieren und die bösartigen Geschwülste aller Organe stärker hervor. Jenseits des 50. Jahres, und dann von Jahrzehnt zu Jahrzehnt steigend, bilden die Abnutzungskrankheiten die Haupttodesursache, die zuletzt als Altersschwäche im eigentlichen Sinne das Leben endigen.

Von Interesse ist die durch die Statistik festgelegte allgemeine Absterbeordnung nach Lebensaltern. Wenn man für die gleiche Zahl der Lebenden einer Altersklasse die Zahl der Gestorbenen an allen Krankheiten feststellt, so ergibt sich, daß sie im Säuglingsalter mit etwa 160 bis 170 auf 1000 Säuglinge die höchste ist, dann im Kleinkindalter steil absinkt, im Schulkindalter mit 2 bis 4 den tiefsten Punkt erreicht, um von da ab langsam aufzusteigen, so daß schon im Alter von 20 bis 30 Jahren etwa wieder die Zahl 8—10 erreicht wird, die dann jenseits des 60. Jahres etwa den Wert von 40 aufweist und langsam bis zur Lebensgrenze ansteigt. Die Aufzeichnung in einer Kurve hat etwa die Form eines lateinischen V, dessen linker Schenkel steil abfällt, während der rechte im Bogen langsam ansteigt. Auch für viele häufige Krankheiten zeigt sich dieselbe oder eine ähnliche Form der Absterbeordnung nach Altersklassen, während andere, wie z. B. die eigentlichen Kinderkrankheiten oder die auf das höhere Lebensalter beschränkten bösartigen Geschwülste oder die Greisenkrankheiten natürlich ganz andere Formen annehmen. Die verschiedenen Lungenentzündungen wieder treten als häufigste Todesursache sehr viel stärker im Säuglings- und Kleinkindalter und dann wieder im Greisenalter auf. Aber es gibt noch weitere Besonderheiten. Von den Säuglingen z. B. zeigen die unehelichen und dann wieder die künstlich ernährten eine mehrfach größere Sterblichkeit an Magendarmerkrankungen als die ehelichen oder die an der Mutterbrust genährten.

Nun wäre es das normale Schicksal eines jeden Gesundgeborenen, sein Leben bis zum natürlichen Ende zu erfüllen. Das Ideal wäre also die Erreichung eines durchschnittlichen Lebensalters von 70 Jahren, und jeder frühere Tod wäre dann als eine Einbuße an Lebensjahren zu buchen.

Natürlich kann man so nicht rechnen. Der Zoologe Doflein hat neuerdings sehr interessante Betrachtungen über die Bedeutung des Todes in der Natur bei Pflanzen und Menschen angestellt und hierbei dem reinen Alterstode noch andere natürliche Absterbeursachen gegenübergestellt. Zu diesem gehört auch die beim Menschen häufige von Rößle als „disharmonisches" Altern gewürdigte Erscheinung.

Aber diesen natürlichen Ursachen des vor der erreichten Altersgrenze eintretenden Todes steht die außerordentlich hohe Zahl vorzeitigen Sterbens an vermeidbaren Krankheiten gegenüber. Es kann ohne weiteres zugegeben werden, daß unter diesen Todesfällen eine ganz beträchtliche Zahl von solchen ist, deren Austilgung die Gesellschaft von einer Last befreit. Man hat früher viele Erörterungen über die auslesende Wirkung der Sterblichkeit unter den minderwertigen Bestandteilen der Gesellschaft angestellt, deren Tod dann meist in der Form irgend einer der verbreitesten Krankheiten eintritt, denen diese Gruppe leichter erliegt, als die Menschen von normaler Widerstandskraft. Aber die Zahl dieser „Entarteten" läßt sich statistisch erfassen, und sie ist unter den zu früh Verstorbenen bei weitem in der Minderzahl. Für die Mehrheit der vorzeitig Dahingerafften kommen nicht Gründe überkommener körperlicher Entartung in Betracht, sondern sehr deutlich feststellbare andere Ursachen, die auch das Leben Vollkräftiger unterhöhlen und brechen. Wenn der verfrühte Tod die Bedeutung der Auslese durch Austilgung der Hinfälligsten besäße, so müßte die seit 30 Jahren in steigendem Umfange und in allen Altersklassen eingetretene Abnahme der Sterblichkeit durch eine vermehrte Sterblichkeit der höheren Altersklassen nach Ablauf einiger Jahrzehnte gekennzeichnet sein. Wenn z. B. unter den Jugendlichen von 15 bis 25 Jahren die Schwindsuchtsterblichkeit abgenommen hat, und wenn lediglich dadurch eine Anzahl minderwertiger von der Schwindsucht Verschonter in eine höhere Altersklasse gelangt wäre, so müßte 20 Jahre später die Sterblichkeit der Männer von 35 bis 45 Jahren gesteigert worden sein.

Und doch ist das Gegenteil der Fall. Die Abnahme der Sterblichkeit betraf bis kurz vor dem Kriege alle Altersklassen und setzte sich seit dem Jahre 1880 sogar immer stärker durch. Deshalb ist der frühzeitige und vermeidbare Tod vieler ein dauernder Verlust für die Gesellschaft. Denn der Aufwand an Sorgfalt, Arbeit und Mitteln, den Eltern, Lehrer und Gesellschaft ihrem Nachwuchs in Aufzucht und Erziehung zugutekommen lassen, wird erst dann wieder eingebracht und vermehrt, wenn diese Jugend selbst ins erwerbsfähige Alter eintritt, Familien gründet und genügend lange im Vollbesitz der Kraft ihren Arbeitspflichten genügt. Die Bevölkerungsstatistik hat feine Berechnungsmethoden angegeben, um die durchschnittliche Lebensdauer zu bestimmen, die gerade durch den früheren Tod so vieler beträchtlich unter der natürlichen Lebensgrenze liegt. Sie betrug für das männliche Geschlecht in Deutschland zuletzt bei Einrechnung der Säuglingssterblichkeit 45 Jahre und nach deren Abzug 56 Jahre. Sie war also verhältnismäßig günstig und sehr viel höher als in den vorangegangenen Jahrzehnten, denn 30 Jahre früher betrug sie nur 35,6 und 46,5 Jahre.

Man kann aber für die Sterblichkeit der einzelnen Lebensalter eine einfachere Betrachtung anstellen. Berechnet man für die wirkliche Zahl der Gestorbenen einer Krankheitsgruppe die Anzahl der von ihnen zusammen erlebten Jahre und vergleicht sie in ihrem prozentualen Wert mit der Zahl der Jahre, die sie hätten erleben können, selbst wenn ihnen nur das oben angeführte Durchschnittslebensalter beschieden worden wäre, so ergibt sich durch den Vergleich der besondere Verlust durch die einzelnen Krankheiten. Dann erst übersieht man ganz genau die Bedeutung der Beziehungen zwischen Krankheit und Lebensalter. Diejenigen Erkrankungen z. B., welche wie die des Verdauungsapparates hauptsächlich das Säuglingsalter betreffen oder die ansteckenden Kinderkrankheiten des Kleinkindalters rauben die meisten Lebensjahre vor Erreichnng der Erfüllung. Aber auch die Lungenschwindsucht, welche die Lebensalter des eben beginnenden Erwerbs so stark beteiligt, trägt zur Verminderung der der Gesellschaft zur Verfügung stehenden Arbeitsjahre beträchtlich bei. Alle irgendwie wirksamen Maßnahmen zur Verminderung der Todesopfer im Säuglings-, Kindes- und Jugendalter dienen demnach nicht nur der Besserung der Volks g e s u n d h e i t, sondern unmittelbar auch derjenigen der Volks w o h l f a h r t, indem sie zugleich eine Steigerung in der Zahl der vollkräftig Erwerbsfähigen und Fortpflanzungsfähigen bewirken. Daher bedeuten alle Maßnahmen zur Bekämpfung der Säuglings- und Kindersterblichkeit eine Bereicherung des Volkswohlstandes.

Erst im Zusammenhange mit dieser Frage erhält die von Grotjahn zutreffend in den Vordergrund gestellte Frage nach der H ä u f i gkeit der einzelnen Krankheiten ihre volle Bedeutung. Für die Volkswohlfahrt ist eine medizinisch vielleicht recht uninteressante, aber regelmäßig und verbreitet auftretende Todeskrankheit wichtiger als eine klinisch oder ursächlich noch so merkwürdige, die nur gelegentlich vorkommt. Schon Virchow stellte 1849 den Tausenden, die an Cholera und Typhus zu Grunde gingen, die Hunderttausend gegenüber, die alljährlich in unsern Städten einem vorzeitigen Tode durch Tuberkulose verfallen." „Man denkt ja so oft über dem neuen gewohnten Elend an das alte gewohnte weniger; das aber möge niemand, weder der politische, noch der medizinische Arzt hoffen, daß, wenn der Typhus und die Cholera beseitigt sein werden, die Tuberkulose welche endemisch ist, unberücksichtigt bleiben darf." Es ist hierbei besonders interessant, daß schon damals Virchow dem „medizinischen" den „politischen" Arzt gegenüberstellte. Die von ihm gewählte Bezeichnung ist auch besser, als die heute üblich gewordene Unterscheidung von „Sozialarzt" und „Heilarzt". In demselben Zusammenhange prägte er das oft wiederholte, aber stets wieder der Erinnerung werte Wort: „Epidemieen gleichen großen Warnungstafeln, an denen der Staatsmann von großem Stil lesen kann, daß in dem Entwickelungsgange seines Volkes eine Störung eingetreten ist, die selbst eine sorglose Politik nicht länger übersehen darf."

Die moderne Gesundheitsfürsorge hat sich unter Mitarbeit der sozialen Versicherung im letzten Jahrzehnt bewußt und folgerichtig auf diesen Gesichtspunkt eingestellt, und sie hat ohne Rücksicht auf rein medizinische Unterschiede die Volkskrankheiten gerade nach der Häufigkeit ihres Auftretens zum Gegenstand erfolgreicher Bekämpfung gemacht.

Die Tabellen der medizinischen Statistik ergeben ein klares Bild von den großen Zahlenwerten an sich und dem Verhältnis der einzelnen Krankheitsgruppen zueinander. So ist z. B. die Tuberkulosesterblichkeit von 1877 bis 1912 zwar von 37 auf 15 für zehntausend Lebende herabgegangeu, sie beträgt aber damit noch immer das etwa 3fache von Scharlach, Masern, Diphtherie und Typhus zusammen. Im Vordergrund des Interesses steht nach der Tuberkulose seit etwa einem Jahrzehnt die Bekämpfung der Geschlechtskrankheiten. Eine von dem Verbande deutscher Städtestatistiker 1912 mit Hilfe von ärztlichen Sachverständigen veranlaßte Statistik hat feststellen müssen, daß damals in 27 Großstädten mit ungefähr

13 Millionen Einwohnern in einem Zeitraum von vier Wochen mehr als 75000 Personen allein in ärztlicher Behandlung standen, also 5,5 auf das Tausend Einwohner. In dieser Berechnung fehlen aber alle ärztlich nicht Behandelten oder zeitweise aus der Beobachtung Fortgebliebenen.

7.

Drei weitere, praktisch recht wichtige Unterscheidungsmerkmale der einzelnen Krankheiten können im Zusammenhange kurz besprochen werden: die Gefährlichkeit, die Dauer und der Ausgang.

Für die Gefährlichkeit bestimmter, gut gekennzeichneter Krankheiten ergeben sich, wenn man ein genügend großes Material zusammenfaßt, ganz charakteristische Werte von einheitlichem Ergebnis. Zerlegt man dann die Beobachtungen nach Alter, Lebensverhältnissen und wirtschaftlicher Lage, so finden sich weiter oft noch andere wichtige Unterschiede für die einzelnen Gruppen. Am charakteristischsten verhalten sich auch hier die akuten Seuchen. Die Lungenpest z. B. endet bei weit mehr als 95 v. H. aller Erkrankten tödlich. Die Sterblichkeit der Cholerakranken beträgt etwa 50 v. H., d. h. die Wahrscheinlichkeit der Genesung oder des Todes ist die gleiche. Alter und Widerstandskraft fallen dabei stark ins Gewicht. Das wird noch deutlicher für das Fleckfieber, dem Kinder und Jugendliche nur zu etwa 2 v. H. der Erkrankten erliegen, während im vollkräftigen Alter die Sterblichkeit 10 v. H. übersteigt und jenseits des 40. bis 50. Lebensalters Werte über 50 v. H. erreicht. Scharlach, Masern, Keuchhusten, Diphtherie und Typhus zeigen im ganzen etwa eine Sterblichkeit der Erkrankten, die nach oben und unten um 10 v. H. schwankt. Sie wird mit Ausnahme des Typhus umso höher, je geringer das Lebensalter und je unungünstiger die wirtschaftliche Lage ist. Tuberkulose ist im Säuglingsalter fast immer tödlich, der eingedrungene Tuberkelbazillus erzeugt eine rasch den ganzen Körper durchsetzende Allgemeinerkrankung. Im Kleinkindalter ruft er Organerkrankungen mit langer Dauer und schwerem Siechtum bei hoher Sterblichkeit hervor. Im Schulkindalter folgt seinem Eindringen meist nur eine örtliche, wenig gefährliche Erkrankung, die sich ohne Neigung zum Fortschreiten auf den Drüsenapparat beschränkt. Im erwerbsfähigen Alter entwickelt sich die Lungenschwindsucht mit hoher Sterblichkeit und einer Dauer von Monaten, Jahren und sogar gelegentlich von Jahrzehnten. Die Berechnung auf die Zahl der Erkrankten oder auf die der Lebenden ergibt aber ganz verschiedene Werte. Die Genickstarre z. B. mit ihrer hohen Sterblichkeit der Erkrankten berührt, weil seltener, die allgemeine Sterblichkeit viel weniger als die Masern, die nur kaum 1 v. H. der Erkrankten zum Tode führen, aber ungemein verbreitet sind. So erkrankten im Jahre 1913 160 Menschen an Genickstarre, der mehr als zwei Drittel erlagen; an den Masern starben trotz ihrer geringen Gefährlichkeit mehr als 7000 Kinder. Tatsachen dürfen aber nicht allein gezählt, sondern müssen auch durchdacht werden. Das Kindbettfieber ist eine verhältnismäßig nicht allzuhäufige, aber ungemein lebensgefährliche Krankheit. Der Tod von etwa 4000 jungen Frauen im Jahre 1913 bedeutet darum nicht nur den Verlust von ebensovielen Menschen, sondern zugleich die Zerstörung von ebensovielen Familien.

Nächst der Gefährlichkeit einer Krankheit kommt ihre Dauer in Betracht. Auch der Laie fürchtet eine chronische, d. h. eine lange dauernde Krankheit mehr als eine akute, die rasch vorübergeht. Die chronische Krankheit bedeutet für den Betroffenen nicht nur längeres Leiden mit seinen Folgen für Körper und Seele, sondern auch längere Arbeitslosigkeit. Sie führt zur Erschöpfung der Ersparnisse und bei den Versichertem zur Beanspruchung des Krankengeldes bis an die Versicherungsgrenze. Abgesehen von der viel stärkeren Belastung der Krankenkassen durch chronische Erkrankungen werden auch die Versicherten selbst durch sie der Verarmung zugeführt.

Ein Beispiel bietet die häufigste chronische Krankheit, die Lungenschwindsucht, welche mit Pausen teilweiser Erwerbsfähigkeit und gänzlicher Arbeitsunfähigkeit bis 8 Jahre und länger dauern kann. In Berlin treten einige 40 v. H. der Todesfälle an Lungenschwindsucht in Einzimmerwohnungen und etwa ebensoviele in Zweizimmerwohnungen ein. Aber die Schwindsüchtigen sind garnicht alle dort erkrankt, wo sie sterben. Ihre Krankheit hat sie zur Einschränkung des Wohnraumes bei steigender wirtschaftlicher Not gezwungen. Und dazu werden dann diese engeren Wohnungen noch durch den Hausrat besserer Tage überfüllt, und durch Aufnahme von Schlafgängern noch weiter eingeengt, so daß die gerade jetzt besonders dringliche Reinlichkeit leidet und Jugendliche der Ansteckung ausgesetzt werden. Auch bei der Bemessung der Krankenhaussätze für Selbstzahler spielt die Dauer der

Krankheit eine Rolle. Die Kosten für eine akute Krankheit oder eine rasch zur Heilung führende Operation sind auch für Minderbemittelte selbst bei hohen Tarifen noch aufzubringen. Aber sogar recht niedrige Sätze sind bei langwierigen Leiden, wie der Knochentuberkulose der Kinder, auch für Begüterte eine ernste Belastung und erschweren die ausgiebige Benutzung der Heilanstalten zur Verhütung späteren Siechtums, späterer Verkrüppelung oder der Ausbreitung übertragbarer Krankheiten. Die Dauer der Krankheit ist also nicht bloß vom medizinischen, sondern von sehr einschneidendem wirtschaftlichen Interesse.

Schließlich verlangt der Ausgang einer Erkrankung Berücksichtigung. Für den Betroffenen ist der Begriff des Krankseins durchaus subjektiv. Er geht zum Arzt, wenn er glaubt, leidend zu sein, wenn er Schmerzen hat, was ein sehr unsicheres Zeichen für das Vorliegen wirklicher Gesundheitsgefahr ist, oder wenn er fürchtet, bei der Berufsausübung geschädigt zu werden. Darum kommt das Leiden Vieler, deren Gesundheit ernstlich gefährdet ist, überhaupt nicht oder nicht rechtzeitig zur Kenntnis des Arztes, während andere, deren Nerven überempfindlich sind, bei jeder harmlosen Störung ärztlichen Rat aufsuchen.

In Betracht kommen Genesung, Tod und Invalidität oder Gebrechlichkeit. Aus der Krankenkassenstatistik wissen wir, daß von 100 Fällen, in denen der Kranke vom Arzt erwerbsunfähig geschrieben wird, noch nicht 2 tödlich enden. In der Privatpraxis wird das Verhältnis noch geringer sein. Von Krankenhausfällen dagegen enden 6 bis 9 v. H. mit dem Tode, aber umgekehrt finden in Berlin etwa 36 bis 38 v. H. aller Todesfälle der gesamten Bevölkerung in den Krankenhäusern ihr Ende, weil ein sehr großer Bruchteil aller unheilbaren Fälle im letzten Stadium die Anstalt aufsucht. In starkem Gegensatz zu dem geringen Anteil, den die tödlichen Erkrankungen an der ärztlichen Praxis haben, steht die Tatsache, daß ein sehr hoher Prozentsatz von Todesfällen — darunter gewiß viele vermeidbare — bis zum Ende überhaupt nicht ärztlich versorgt wird. Das gilt namentlich in Landteilen mit geringer Kultur für Säuglinge, Kinder und Greise. Hier kann die Zahl der ärztlich nicht behandelten Gestorbenen bis zu 30 v. H. der Gestorbenen heraufgehen. Entsprechend dieser Tatsache ist in solchen Gegenden die Sterblichkeit bei der gleichen Zahl Lebender des gleichen Alters oft beträchtlich höher als in Gegenden, in denen ärztlicher Rat regelmäßiger beansprucht wird.

Der Einfluß zweckmäßiger Behandlung auf die Anzahl tödlicher Ausgänge läßt sich noch an einem andern Beispiel erweisen, an den Verunglückungen. Durch die Zunahme des Verkehrs und der Industrie ist in den letzten Jahrzehnten die Zahl der Unfälle, die meldepflichtig und ihrem Umfang nach daher bekannt, die aber auch behandlungspflichtig sind, um ein Vielfaches häufiger geworden. Die Zahl der tödlichen Unfälle aber hat sich überhaupt nicht gesteigert, sie ist sogar bei gewissen Formen geringer geworden, und von allen Unfällen kommen mehr als 80 v. H. in den ersten Wochen zur völligen Ausheilung.

Einen großen Einfluß auf den tödlichen Ausgang hat noch das Lebensalter. Es ist nicht dasselbe, ob Masern, die fast alle Menschen befallen, oder Stickhusten im 1. oder 7. Lebensjahre auftreten. Je jünger das Kind, desto gefährdeter sein Leben. Hier gilt es also, die Übertragungsgefahr möglichst spät zuzulassen. Für viele Seuchen hat sich trotz der Fortschritte der Heilkunde das Verhältnis der Gestorbenen zu den Erkrankten überhaupt nicht geändert oder nur wenig gebessert, so bei akuten Erkrankungen wie Cholera und Typhus; selbst bei der Diphtherie, für welche die Serumbehandlung als ein hervorragendes Heilmittel gilt, sterben von 100 Erkrankten auch heute noch etwa 10. Auch die Tuberkulose der frühesten Kindheit ist fast absolut tödlich und in der Form der fortschreitenden Schwindsucht der Erwachsenen auch heute noch ein Leiden mit außerordentlich hoher Sterblichkeit der Erkrankten. In allen diesen genannten Fällen liegt der Schwerpunkt daher nicht bei der Behandlung der ausgesprochenen Krankheit, sondern bei der Vorbeugung ihrer Entstehung.

Der zweite für die Volkswohlfahrt wichtige Ausgang der Erkrankungen ist der in Invalidität oder Gebrechlichkeit. Für die erwachsenen Versicherten gibt die Statistik der Landesversicherungsanstalten die Zahlen für die Häufigkeit, die Ursache und die Höhe der entstandenen Kosten. Wenn im Jahre 1910 die Höhe der Zahlungen für die im Einzelfalle doch recht niedrigen Invaliditätsrenten 145 Millionen Mark gegenüber 15 Millionen Mark Altersrente betrug, so gibt das einen Anhalt für die wirtschaftliche Bedeutung der Invalidität. Bei Nichtversicherten kommt dies durch die Zahl der versorgungsbedürftigen Krüppel, der ganz oder teilweise Erblindeten oder Ertaubten zum Ausdruck. Die wichtige Frage der bedingt Genesenen, deren Gesundheit unter bestimmten Verhältnissen stets bedroht bleibt, war in ihrer Tragweite für die Volkswohlfahrt eben erst Gegenstand beginnender Maßnahmen, deren Fortführung aber unsere Lage nach dem Kriege für lange Zeit verhindert haben dürfte.

Der wichtigste Punkt, der in den Vordergrund aller praktischen Maßnahmen gestellt werden muß, ist die Tatsache, daß die Aussichten auf körperliche und wirtschaftliche Wiederherstellung um so größer sind, je früher das Leiden erkannt und einer zweckmäßigen Behandlung zugeführt wird. Es ist dies ein geläufiges Schlagwort geworden, dessen Richtigkeit durch die Erfahrungen der Chirurgie, inneren Medizin, Nervenheilkunde und Hygiene seit Jahrzehnten an zahlreichen Krankheitsgruppen leicht erwiesen werden kann. Deshalb haben sich Medizin und Hygiene gerade auf die Frühdiagnose der Erkrankungen durch die Ausbildung feinster Methoden in Forschung, Praxis und Unterricht eingestellt. Aber der Laie macht sich doch wohl nicht immer eine genaue Vorstellung davon, welcher Aufwand von Scharfsinn, Sorgfalt, Kenntnissen und Geduld für die praktische Durchführung dieses Satzes erforderlich ist, und wie groß die Dankesschuld der Gesellschaft an ärztliche Kunst und Wissenschaft für ihre in dieser Frage geleistete schöpferische Arbeit sein sollte. Gerade der Frühbehandlung ist jener anhaltende und stetige Rückgang der Gesamtsterblichkeit zuzuschreiben, der in ganz ungewohnter Stärke in Deutschland von 1885 bis 1913 festzustellen war. Die Frühbehandlung ist umso wirksamer, als sie sogar imstande ist, zuweilen die Folgen von Natureinflüssen auszugleichen, gegen welche an sich Medizin und Hygiene machtlos erscheinen.

Ein Beispiel möge das beweisen. Die Überhitzung der Kleinwohnungen in den Mietskasernen industrieller Großstädte ist in den Arbeitervierteln die Hauptursache für die außergewöhnlich hohe und verderbliche Sommersterblichkeit der Säuglinge. Natürlich kann kein Arzt die Sommerglut vermindern und kein Volkswirt sofortigen Ersatz für die Mietskasernen schaffen. Diejenigen Säuglinge, die in steter Aufsicht der Fürsorgestellen stehen, erkranken zwar in den ungünstigen Wohnungen im Hochsommer nicht weniger häufig, als die unbehüteten Gruppen, aber die Sterblichkeit der Erkrankten ist dank der frühzeitigen Abwendung der Gefahr durch stete Überwachung kaum höher als zu andern Jahreszeiten und ganz erheblich geringer als unter denjenigen Säuglingen, die nicht in Fürsorge stehen. Gerade für die Frühbehandlung gilt das in der Einleitung angeführte Wort des Hippokrates: „Nicht nur der Arzt muß seine Pflicht tun, sondern auch der Kranke und seine Umgebung.“

Dem schon von Virchow aufgestellten und seit langem nicht mehr bestrittenen Recht aller Mitglieder der Gesellschaft auf Gesundheit steht die Pflicht aller Bedrohten zur Gesunderhaltung gegenüber. Je unwissender, je leichtsinniger der Einzelne, je bedrückter seine wirtschaftliche Lage, desto eher vernachlässigt er diese Pflicht, desto mehr gefährdet er aber nicht nur sich selbst und seine Familie, sondern die Gesamtheit. Daher liegt eine Hauptaufgabe aller Maßnahmen der gesamten Gesellschaft in der Erziehung und Aufklärung gerade dieser auch heute noch so zahlreichen Schichten, ferner in der Erleichterung des Zugangs zu allen Einrichtungen für frühzeitige Untersuchung und frühzeitige Behandlung der verbreitesten und gefährlichsten Volkskrankheiten.

Alle Kreise der Bevölkerung sind an dieser Frage beteiligt und zur Mitarbeit berufen, zahlreiche Organisationen zu ihr verpflichtet, beginnend mit der Schule, der eine sehr wichtige Rolle hierbei zufällt. Die soziale Versicherung hat diese Pflicht schon sehr früh erkannt und vorbildlich erfüllt. Die Gemeinden haben die von der sozialen Versicherung gesammelten Erfahrungen übernommen und durch Ausbau der Gesundheitsfürsorge erweitert. Der Grundsatz der letzteren ist es, alle Mitglieder einer gesundheitlich irgendwie gefährdeten Bevölkerungsschicht möglichst vollzählig in dauernde und regelmäßige gesundheitliche Überwachung zu nehmen, sie zu erziehen und zu belehren, etwaige Anfangserkrankungen rechtzeitig zu entdecken und der sofortigen zweckmäßigen vorbeugenden Behandlung zuzuführen, die sich in möglichst einfachen Formen zu betätigen hat. Die Mitwirkung der Wohlfahrtsvereinigungen ist hierbei nicht zu entbehren, doch bedarf es zur Verhütung der Zersplitterung von Kraft und Mitteln der Organisation zu einheitlicher Zusammenarbeit. Die Aufgabe des Staates ist eine mittelbare. Er muß die bei ihm zusammenfließenden Erfahrungen sichten und kritisch auf ihre größere oder mindere Zweckmäßigkeit prüfen. Er hat nach festgestellter Bewährung Richtlinien für die Verallgemeinerung zu geben und die Gemeinden von geringerer Leistungsfähigkeit zu unterstützen. Ferner hat er für Aufklärung zu sorgen und die Durchführung des Bewährten zu veranlassen.

In der Gegenwart fällt ihm noch die besondere und nicht leichte Aufgabe zu, diejenigen einfachsten Formen herauszufinden und zur Nachahmung zu empfehlen, die mit dem geringsten Aufwand von Geld und Arbeit dem gestellten Ziele näherbringen.

8.

Während der parlamentarischen Verhandlungen des letzten Jahres ist von den Vertretern aller politischen Parteien unter Zustimmung der Regierung stets nachdrücklich betont worden, daß die öffentliche Gesundheitspflege ein neutrales Gebiet ist, daß ihre Ziele allen Parteien gemeinsam sein müssen, und daß die Verwaltung in der Erfüllung ihrer Aufgaben auf die Unterstützung aller Parteien zu rechnen habe.

Die Wirklichkeit beweist an zahlreichen Beispielen das Zutreffende dieses Standpunktes. Es gibt keine Klassenhygiene, denn nur ein Unkundiger kann verkennen, daß an der Erhaltung der Volksgesundheit ein jeder einzelne beteiligt und bei ihrem Sinken ein jeder einzelne bedroht ist. Die Maßnahmen zur Erreichung des Zieles werden freilich im Einzelfalle je nach der wirtschaftlichen Lage oder der Bildung verschiedener Schichten der Bevölkerung verschieden sein müssen, aber die Grundsätze ihrer Anwendung wiederum müssen die gleichen sein. Gerade die Geschichte der Gesundheitspflege lehrt mit aller Bestimmtheit, daß Zwang ohne Verständnis für die Notwendigkeit entweder das Gegenteil des Gewollten bewirken oder es mindestens zum Scheitern bringen kann, während Erziehung für das Verständnis und Gewinnung zur Mitarbeit den Erfolg fördern.

Wenn auch die öffentliche Gesundheitspflege parteipolitisch neutral zu bleiben hat, der einen allgemein politischen Pflicht darf und will sie sich nicht entziehen: dem steten Eintreten bei der Staatsleitung für die Wichtigkeit ihrer Forderungen. Die Arbeit auf den Gebieten der Erziehung und

Wirtschaft ist auf das engste verknüpft mit dem Blühen oder Welken der Volksgesundheit. Die Volkswohlfahrt wäre auf das schwerste geschädigt, sobald die Sorge für die Volksgesundheit hinter derjenigen für Erziehung und Wirtschaft zurückgestellt wird.

Außer dieser sachlichen Notwendigkeit spricht aber noch ein zweiter Grund stark gegen die Zurücksetzung der öffentlichen Gesundheitspflege in der allgemeinen Politik. Medizin und Hygiene sind dank ihrer tausendjährigen Geschichte als Wissenschaft und Methode recht gut ausgebildet und haben gegenüber anderen Zweigen öffentlicher Betätigungen dadurch einen Vorsprung. Beobachtung und Erfahrung haben sehr genau feststellen lassen, ob und wann ein Eingriff erforderlich wird oder sich verbietet und welche Wirkungen von ihm erwartet werden können. Ja sie beherrschen auch diejenigen zahlreichen Fälle, in denen sie sich zutrauen, von jedem Eingriff überhaupt absehen zu können und den natürlichen Verlauf lediglich unter Beschränkung auf die Abwehr störender Zufälligkeiten abwarten zu dürfen. Politik und Volkswirtschaft können hier von der Medizin lernen.

Der Volkswirtschaft mag es gelungen sein, Gesetze für das normale Wirtschaftsleben in größerem Umfange aufzustellen. Aber den Verlauf der Wirtschaft unter so abweichenden Verhältnissen, wie in der Gegenwart zu erklären und zu erforschen, dazu fehlt es ihr an Vorbildern und Erfahrungen. Sie ist hier allein auf das Versuchen angewiesen. Ihre Geschichte lehrt aber, daß in der Voraussicht für die Folgen versuchsmäßiger Maßnahmen recht große Vorsicht geboten ist. Von gesetzlichen Bestimmungen sagte Herbert Spencer: „Keine Prophezeiung ist sicherer, als daß die von einem Gesetz erwarteten Resultate von nicht vorhergesehenen Resultaten an Summe bedeutend werden übertroffen werden." Das gilt aber noch viel mehr für wirtschaftliche Maßnahmen, die sehr häufig das Gegenteil des Gewollten bewirken, günstigenfalls aber starke Nebenwirkungen zeigen, die niemand vorher sehen konnte und die zuweilen bedenklicher sind als das Übel, gegen das man sie vorschlug. Die Irrlehre, daß mit der Feststellung der Ursachen einer krankhaften Erscheinung zugleich schon das Mittel zu ihrer Beseitigung gefunden sei, hat die Medizin längst überwunden. Diese Irrlehre aber hat in der praktischen Wirtschaftspolitik heute noch recht starke Geltung. Sobald ein Übel aufgedeckt ist, glaubt man, dagegen sofort etwas tun zu müssen, noch ehe man sich über die Wirkungen des Heilmittels Rechenschaft gegeben hat. Dieses Gegenteil des „Laisser faire et aller" ist oft genug nicht weniger bedenklich.

Im gleichen Zusammenhang mit der angeführten Äußerung erklärte Spencer, daß jede rationelle Politik gewisse allgemeine Wahrheiten der Biologie anerkennen müsse. Unter unsern heutigen Verhältnissen erscheint es dringend erwünscht, daß die Wirtschaftspolitiker diesen Satz sich zu eigen machen und bei ihren Maßnahmen zur Beseitigung abnormer Vorgänge im Wirtschaftsleben die Erfahrungen und Methoden des Mediziners befolgten, für die in erster Linie das Wort des Hippokrates noch heute gilt: „Die erste Pflicht ist es, nicht zu schaden."

Druck von C. Schulze & Co., G. m. b. H., Gräfenhainichen.

FSC
www.fsc.org
MIX
Papier | Fördert gute Waldnutzung
FSC® C083411

Kolibri 360 GmbH
Ferdinand-Jühlke-Straße 7
99095 Erfurt, Deutschland
produktsicherheit@kolibri360.de